AF322468

DE LA DOUCHE FROIDE SUR LES PIEDS

ET DE SES USAGES

Ars longa.

Le travail, que nous avons l'honneur de présenter à la Société d'Hydrologie comme contribution à l'étude si controversée des douches locales, a pour sujet: la douche froide sur les pieds. Il est consacré, non pas à l'histoire générale de cette douche, mais à l'étude spéciale de la douche à gros jet et à forte pression.

Les conditions toujours les mêmes dans lesquelles nous nous sommes placés se résument ainsi : eau très froide : 8° à 12° C.; élévation du réservoir : 10 mètres au moins ; orifice d'écoulement : 15 à 18 millimètres (1). La pression réglée par le robinet et la durée de l'application variaient nécessairement selon l'habitude et la tolérance du patient, mais dans tous les cas il était formellement recommandé à

---

(1) Avec cette forte pression, il est indispensable d'employer un très gros jet. Avec un ajutage de 8 et même 10 mill. la douche serait trop douloureuse, et partant trop courte pour avoir un effet utile.

celui-ci de prendre la douche la plus forte et la plus longue possible.

Dans notre description nous prendrons pour type la douche isolée, c'est-à-dire subie en dehors de tout autre application hydriatrique.

Le patient, jambes et pieds nus, mais d'ailleurs complètement habillé, est assis derrière un écran vertical haut d'un mètre, destiné à le protéger contre les éclaboussures. Les membres inférieurs engagés jusqu'au dessus du genou au travers de deux orifices disposés à cet effet, reposent sur le sol par la plante des pieds. De la sorte, il demeure en vue et sous la surveillance directe du doucheur, auquel il peut à volonté faire modifier ou interrompre la douche. Celle-ci, d'ordinaire, frappe seulement le dos du pied et le bas de la jambe ; mais quelques personnes, notamment les femmes moins sensibles à cet endroit que les hommes, la reçoivent aussi sous la plante des pieds.

Lorsqu'on est ainsi soumis à l'action frigorifique et percussive de l'eau, la première impression n'a rien de très désagréable, mais la sensation augmentant d'intensité devient aiguë, pénible, et se change vite en une véritable douleur.

Le pied est pénétré par le froid jusque dans la profondeur des os ; il semble congelé. Et cependant, loin de s'engourdir, la sensibilité s'exagère à ce point que bientôt le patient gémit sous la violence du jet. Au bout de quelques instants la souffrance est intolérable, il faut faire acte d'énergique volonté pour demeurer une minute entière sous la douche ; bien peu sont capables d'y rester trois minutes, deux minutes, ou seulement une minute et demie.

Après la douche, la sensation de froid et de meurtrissure persiste quelques secondes « horriblement douloureuse, » disent les malades (1) ; à peine alors si le patient peut bouger pour délivrer ses jambes emprisonnées dans l'appareil. Mais il n'a pas encore regagné le vestiaire que tout malaise a disparu, faisant place à un agréable sentiment de chaleur. La réaction s'est produite *spontanément*. Une fois commencée, elle continue et se développe pendant que le patient s'essuie et se chausse ; d'ordinaire, chez les sujets bien portants et qui ont habituellement les pieds chauds, elle se maintient sans qu'il soit besoin de faire de l'exercice. Les parties douchées qui sont froides au contact, malgré l'impression de chaleur qu'on y éprouve par comparaison, reviennent peu à peu à leur température naturelle, puis finissent par la dépasser. Le patient y ressent alors une chaleur « brûlante », qui persiste toute la journée.

Ces phénomènes locaux ne sont pas les seuls auxquels la douche donne naissance. Il se produit, en outre, pendant son application et à la suite, une série de modifications dues tant à l'impression frigorifique primitive transmise directement aux centres nerveux qu'à la réflexion de cette action sur l'ensemble du réseau circulatoire. En effet, au premier contact de l'eau froide, le corps entier frémit pendant une ou deux secondes ; instantanément le pouls devient petit, filiforme et se précipite ; le visage pâlit ; bientôt apparaissent de véritables frissons. Au moment où le patient gémit sous l'intensité de la

---

(1) Pour une douche de une minute dans les conditions que nous avons spécifiées, cette appréciation n'est pas trop exagérée.

souffrance locale, il existe un spasme universel qui semble lui ôter le mouvement. Il n'est jamais utile de faire durer la douche plus longtemps ; mais si, poursuivant l'épreuve, le patient surmonte la douleur et persiste quelques instants, il ne tarde pas à éprouver dans la tête, particulièrement à la nuque, aux tempes, aux orbites, une douleur spéciale, constrictive, douleur en cercle, accompagnée d'un tel sentiment d'angoisse, de détresse, que les plus courageux exigent qu'on arrête. Après la douche, le patient reste quelques secondes immobile, comme incapable de bouger.... Mais le calme renaît vite après cette violente secousse. A peine quelques minutes se sont-elles écoulées, que la sensation de chaleur caractéristique de la réaction s'est répandue non seulement aux pieds, mais à toute la surface du corps. La respiration est devenue large, facile ; le patient se sent fort, dispos, agile ; il accuse un état de bien-être inexprimable.

Telle est la douche froide sur les pieds. Son action aboutit, en définitive : 1° à un mouvement fluxionnaire sur les extrémités inférieures, 2° à un mouvement d'expansion général à la périphérie.

Si l'on fait abstraction de la douleur de tête qui ne manque pas, pour peu que l'application soit énergique et surtout prolongée, on voit que les choses se passent ici comme avec la douche sur toute la surface du corps.

C'est toujours, sous une impression frigorifique intense, le sang violemment chassé de toute la périphérie par la contraction du réseau superficiel qui y revient graduellement, au fur et à mesure que la tension artérielle subitement élevée s'abaisse de nouveau, et alors la production des phénomènes bien connus de chaleur, de rougeur et de turgescence de la peau.

Seulement avec la douche sur les pieds, l'application du froid étant limitée, l'impression primitive sur les centres nerveux est moins étendue, et, partant, l'action réfléchie sur le cœur et le réseau circulatoire moins marquée.

C'est ainsi que le patient échappe à la suffocation qui marque le début de la douche générale, à la sensation si caractéristique de refoulement des liquides dans les grandes cavités et notamment dans la poitrine. L'excitation du cœur et la contraction du système artériel sont encore très nettement prononcées, ainsi qu'en témoignent la vitesse et l'état filiforme du pouls, mais il reste toujours possible de percevoir la radiale et de nombrer ses battements, ce qui, on le sait, est presque impraticable pendant la douche générale. Enfin la réaction est moins énergique à en juger par la sédation de la chaleur centrale, sa mesure physiologique. En effet, l'abaissement de la température prise sous la langue n'est guère que de quatre à cinq dixièmes de degré, au lieu de dix à douze que l'on constate ordinairement après la douche générale.

La douche froide sur les pieds n'est pas employée en médecine; l'hydrothérapie qui utilise le bain de pied froid, à eau courante ou en épingles, ne la compte pas au nombre de ses procédés; nous ne la voyons mentionnée dans aucun ouvrage spécial. Enfin, à part notre ami M. Boucomont, et, à son exemple, quelques confrères qui s'en servent à Royat pour combattre le froid aux pieds, nous ne connaissons pas de médecin qui y ait habituellement recours.

Cependant nous croyons que la thérapeutique peut bénéficier dans une large mesure de l'action générale que cet agent exerce à si peu de frais sur l'innervation et la circulation, et tirer parti de l'énergie avec laquelle il fluxionne les membres inférieurs. En fait, trois années de pratique courante de cette douche nous permettent d'affirmer que c'est un des plus utiles procédés d'application de l'eau froide.

Tout d'abord elle réussit très-bien à réaliser cette médication tonique, reconstituante, légèrement stimulante et perturbatrice, qu'on a l'habitude de demander aux douches générales ; d'autre part, son action excitante locale, et la réaction qu'elle provoque par voie réflexe sur certains organes éloignés, lui permettent de remplir quelques indications auxquelles il est malaisé de satisfaire autrement.

Nous allons examiner rapidement les services qu'elle peut rendre à ces divers points de vue.

1. *La douche froide sur les pieds, envisagée comme agent de médication hydrothérapique.*

La douche froide sur les pieds exerçant sur l'économie, mais avec moins d'intensité, les mêmes actions et réactions que la douche générale, est un succédané de cette dernière. Elle reconnaît les mêmes indications, modifie dans le même sens les fonctions de calorification, d'absorption, de nutrition, et peut, avec plus ou moins d'avantage, lui être substituée dans tous les cas.

Sans prétendre qu'il doive très souvent en être ainsi, on comprend que la douceur et la sûreté de son action, son innocuité habituelle, la facilité avec laquelle on la manie, la possibilité que l'on a de l'improviser partout, la recommandent spécialement :

a. Pour le traitement des affections légères, avec lesquelles il n'est pas besoin d'une médication énergique ;

b. Pour les cas, et ils sont nombreux, où l'on redoute une action trop agressive de la douche générale ;

c. Pour les malades enfin qui doivent faire le traitement hydrothérapique hors des établissements médicaux, loin de toute surveillance compétente. Nous croyons que bien souvent, dans tous ces cas, la douche sur les pieds suffira, à elle seule et sans risque, à remplir toutes les indications.

La douche sur les pieds doit être préférée à la douche générale chez nombre de malades qui ont habituellement les pieds froids. En effet, dans ces conditions particulières de la circulation, la douche générale ne laisse pas que de présenter bien des inconvénients. Rarement elle est suivie de réaction complète et durable ; dans la grande majorité des cas, si énergique que soit la friction après la douche, si violent que soit le mouvement provoqué d'expansion à la périphérie, les extrémités inférieures n'y participent pas ; le patient sort du vestiaire ayant les pieds froids. Pour parvenir à se les échauffer, il doit se livrer à un exercice soutenu. Et encore cette réaction locale si péniblement obtenue ne tient pas ; à peine le patient s'est-il arrêté que déjà reparaît l'importune sensation de froid aux pieds, qui persiste tout le reste de la journée, plus désagréable qu'avant la douche.

Rien ne réussit à maintenir la réaction dans ces parties, ni la précaution de les doucher plus longuement, ni l'excitation préalable du sujet par le calorique ou l'exercice, ni l'usage du pédiluvechaud après la douche.

En fait, sauf de rares exceptions, on peut ici poser en principe que l'augmentation du froid aux pieds, la réduction de la circulation dans les membres inférieurs sont le terme final de toute application hydrothérapique générale, douche, bain de rivière, bain de mer.

Sans doute, en bien des cas, cette défaillance partielle de la réaction est sans inconvénient ; c'est tout au plus s'il en résulte un peu de pesanteur ou de mal de tête. Le traitement conserve encore son efficacité, soit qu'on recherche surtout l'action primitive de la douche froide sur le système nerveux, soit qu'il s'agisse de modifier la nutrition, ce qui pourtant n'est obtenu que par l'intermédiaire de la réaction.

Mais, s'il existe quelque part dans l'économie une disposition hyperémique, ou une affection viscérale, ou une phlegmasie chronique, l'augmentation du « froid aux pieds » après chaque douche n'est plus une circonstance négligeable, et l'on ne saurait nier que la menace permanente de congestion qui en résulte, au cours du traitement hydrothérapique, ne rende la médication pleine d'incertitudes et de périls.

L'emploi de la douche froide sur les pieds garantit alors contre tout inconvénient. Avec elle la réac-

tion, — toujours spontanée, — est le plus souvent
facile à maintenir, pour peu que le sujet se livre à la
marche. En moins de quinze minutes les extrémités
atteignent et dépassent le degré de température des
téguments du tronc. Parvenue à ce point, la réaction
persiste généralement malgré le repos ; les pieds
demeurent « brûlants » pendant quelques heures,
parfois toute la journée ; quand ils se refroidissent,
le refroidissement n'est pas plus accusé ni plus im-
portun qu'avant la douche. Sauf de rares exceptions, celle-ci n'expose donc pas aux mêmes dangers
que la douche générale. On peut sans crainte y recourir chez les sujets qui ont habituellement les
extrémités froides ; et la sécurité avec laquelle elle
permet de pratiquer l'hydrothérapie dans les cas d'affections viscérales chroniques, congestives ou inflam-
matoires, à leur période d'état, n'est pas un des
moindres services qu'elle rende en tant qu'agent de
médication générale.

La douche froide sur les pieds est un agent très
précieux pour habituer, en peu de temps, au traitement hydrothérapique les malades qui ne doivent
pas être soumis à l'application générale de l'eau
froide dès les premiers jours de la cure, et avec
lesquels il est nécessaire de procéder avec douceur et
ménagement. Ils ne sont pas rares, à Saint-Sauveur
surtout, les sujets dont la sensibilité se révolte quand
on les soumet brusquement à une impression aussi
violente que celle d'une douche générale tout à fait
froide ; avant d'en arriver là, il faut émousser cette
sensibilité. Dans les établissements hydrothéra-
piques, où rien ne presse, on y parvient en em-

ployant de l'eau à 28° ou 30°, dont on abaisse chaque jour la température. Mais alors que de temps perdu pour le traitement hydrothérapique proprement dit ! A ces conditions-là, il faudrait renoncer à l'eau froide près des stations thermales, où les malades séjournent à peine un mois. Dans ces cas, nous débutons d'emblée par la douche froide sur les pieds ; presque toujours, au bout d'une semaine, le malade est assez habitué à l'action thermo-dynamique du froid pour supporter la douche générale et pour en profiter.

La douche sur les pieds réussit encore, en très peu de jours, à préparer au traitement hydrothérapique complet les sujets chez lesquels la douche générale est immédiatement suivie de céphalalgie. Cet accident est assez fréquent, et dans bien des cas il se montre particulièrement rebelle. On réussit quelquefois à l'éviter en débutant, comme dans le cas précédent, par des applications tempérées, ou bien en terminant la douche froide par un jet chaud sur les pieds, ou enfin en donnant un pédiluve très chaud ; mais le plus souvent on échoue. « Quoi qu'on fasse, dit « Fleury, il n'est pas rare de voir la douleur persister « avec plus ou moins de violence ; la patience « et la résignation deviennent alors les seuls « remèdes efficaces (1) ». Efficaces, oui..... mais en

---

(1) *Traité thérapeutique et clinique d'hydrothérapie*, 3ᵉ édit., 1866, p. 216. Fleury, qui redoutait le pédiluve chaud, combattait cette douleur par « une lotion froide pratiquée sur la tête avant la douche ». Si cette précaution était sans effet, « il faut alors, disait-il, supprimer la douche en pluie, et ne faire usage que de la douche mobile, en commençant par les extrémités inférieures ; parfois même il faut que la douche ne dépasse pas la ceinture, et qu'elle soit très courte. »

trois semaines ! La douche froide sur les pieds, qui
d'ailleurs ne porte pas à la tête, agit mieux ; avec
elle quelques jours nous ont suffi, dans tous les cas,
pour corriger la surexcitabilité cérébrale et rendre
possible sans accident la reprise de la douche générale. Nous tenions à signaler cette propriété, qui
trouvera de fréquentes applications aux eaux miné-
rales et aux bains de mer.

2° *Son action dans le « Froid aux pieds »*.

La douche froide sur les pieds est souvent un bon
moyen de remédier à l'état habituel de froid aux
pieds.

Cette application nous a été suggérée en 1882 par
l'observation d'un cas d'hyperthermie persistante
des extrémités inférieures, remontant manifeste-
ment à un traitement hydrothérapique antérieur.
C'était chez une religieuse qui, dix années aupara-
vant, ayant accompagné une personne malade à un
établissement hydrothérapique d'Auvergne, avait
elle-même suivi la cure pendant un mois.

Elle était alors bien portante, quoique délicate et
très sujette au froid aux pieds. Le traitement avait
consisté en douches générales en pluie très courtes,
suivies immédiatement de douches en jet, *très vio-
lentes* et assez longues sous la plante des pieds. Depuis, elle souffrait jour et nuit d'une chaleur brûlante dans les pieds et les membres inférieurs. La
santé d'ailleurs n'avait pas été modifiée, les règles
avaient continué régulières et peu abondantes, comme
par le passé, jusqu'en 1880, époque où elles avaient
cessé de paraître. Cette religieuse, qui accompagnait

une malade à Saint-Sauveur, n'était pas une névro-
pathe, mais elle était importunée au dernier point
par le *feu* qu'elle ressentait dans les pieds. Pour se
soulager, elle avait coutume de se déchausser dès
qu'elle était libre et de marcher pieds nus dans sa
chambre ; la nuit elle couchait les membres inférieurs découverts. Nous avons constaté que ces
parties présentaient, en effet, une température nota-
blement plus élevée que les téguments du tronc.

Ce fait a été le point de départ de nos études sur
l'action de la douche froide sur les pieds, lesquelles
ont commencé par l'application de cette douche au
traitement de l'état habituel de froid aux pieds.

Depuis trois ans donc, nous avons soumis à ce
traitement un grand nombre de personnes. Quelques-
unes, plus ou moins bien portantes, usaient seulement de ces douches locales, une ou deux par jour.
Les autres, plus ou moins malades et venues à Saint-
Sauveur pour y prendre les eaux, suivaient en
même temps la cure sulfureuse. Tout d'abord la
douche sur les pieds leur était donnée en dehors et à
côté du traitement thermal proprement dit, après
la boisson, ou après le bain, ou loin de ceux-ci, selon
les indications ; plus tard, son application se confon-
dait avec celle de la douche sulfurée chaude, à laquelle
succédait immédiatement un jet froid sur les pieds.

Les résultats du traitement ont été très variables.

Remarquons d'abord que le phénomène lui-même
se présente dans des conditions très diverses.

Tantôt le refroidissement est un fait général à la
périphérie, et dépend de l'affaiblissement de la circulation ; on l'observe aux pieds comme aux mains,
aux oreilles, au nez.

Tantôt c'est un fait local, isolé. Il s'agit alors ou bien simplement d'anémie partielle, ou bien de troubles vaso-moteurs limités à la région : soit inertie vasculaire avec ralentissement du cours du sang et le plus souvent stase, soit de contraction tonique des petits vaisseaux, d'ischémie.

La sensation qui résulte de l'abaissement de la température des parties est aussi très variable. Très souvent elle est nulle, le mal est latent, les sujets n'en ont pas conscience. D'autres, au contraire, sentent très bien qu'ils ont les pieds froids et en sont plus ou moins incommodés. Pour quelques-uns la sensation de froid s'exagère au point de devenir une souffrance, capable, par exemple, de causer l'insomnie.

Or la douche sur les pieds peut agir soit sur le refroidissement lui-même qu'elle corrige en rétablissant la circulation locale, soit seulement sur la sensation de froid qu'elle atténue ou fait disparaître.

Le traitement a peu d'effet lorsque le refroidissement dépend d'un affaiblissement général de la circulation.

Il agit plus utilement dans les cas où le froid aux pieds se relie à l'affection de quelque organe éloigné, utérus, estomac, foie. S'il échoue à rétablir définitivement la circulation locale, du moins il diminue la résistance des parties à l'échauffement sous l'influence de la marche et de la chaleur communiquée, et corrige la sensation locale de froid en ce que celle-ci a d'excessif et d'exagéré chez certaines malades, où elle est si peu en rapport avec le degré réel de refroidissement qu'on est conduit à la considérer comme le fait d'une thermesthésie.

Les résultats sont plus complets avec les névropathes, chez lesquels il est si commun de voir l'ischémie locale persister sans rémission, nuit et jour, pendant des semaines et des mois, et, partant, le refroidissement des parties résister à l'exercice, aux frictions, à l'enveloppement dans les couvertures à côté des boules d'eau chaude. La douche froide n'a pas ici que des effets palliatifs; dans bien des cas, chez des hystériques, des hypocondriaques, des spermatorrhéiques, et même chez des tabétiques, nous l'avons vue rétablir la circulation des membres inférieurs.

Mais c'est dans le traitement du froid aux pieds *essentiel*, lié à l'inertie vasculaire de la région, que l'on obtient les résultats les plus brillants et les plus sûrs.

On sait que, dans ces cas, la circulation des extrémités inférieures s'est réduite peu à peu sous l'influence de l'inaction et par le fait de la vie sédentaire, à laquelle sont condamnées tant de personnes et notamment les enfants dans les écoles et les pensionnats. L'immobilité réussit d'autant mieux ici à produire l'anémie des extrémités que son action se combine avec celle de l'hypérémie cérébrale fonctionnelle, résultat inévitable des travaux soutenus et de la contention d'esprit. Dans ces conditions, on contracte vite l'habitude du froid aux pieds pour peu qu'on y soit prédisposé.

Parmi les enfants qui ont accompagné leurs parents à Saint-Sauveur pendant les deux dernières saisons, plus de la moitié avaient les pieds froids. Beaucoup ne s'en doutaient pas... Qui peut prévoir quelle somme de malaises, de misères et même de maladies chroniques se préparent ainsi pour l'avenir, doucement et sans bruit, dans les pensionnats de jeunes gens et de jeunes filles?

Le malheur est que l'habitude du froid aux pieds ne se perd pas aisément. Il s'est formé là pendant le développement un équilibre circulatoire particulier, équilibre parfaitement stable, qui une fois acquis subsiste *per se*, et ne cède ni à des conditions hygiéniques meilleures, ni à une vie plus active. Il s'agit donc non plus de rétablir, d'activer une fonction lésée, comme dans les cas précédents, mais de créer des conditions physiologiques nouvelles, et l'expérience montre que, passé un certain âge, ce n'est pas facile. On y parvient quelquefois par l'usage combiné des frictions, du massage, de la douche locale, et de certains exercices mettant surtout en jeu l'activité des membres inférieurs, comme l'équitation, la gymnastique, les excursions en pays de montagnes. Mais aucun mode de traitement n'égale la douche froide sur les pieds. En moins d'un mois nous l'avons vue développer une circulation locale si active et une sensation de chaleur si intense, que l'usage des bas de laine, jusqu'alors nécessaire en toute saison, n'était plus toléré, et qu'au fort de l'hiver le sujet se contentait de porter des chaussettes de coton. Chez les enfants, les résultats du traitement sont surprenants.

Tout dernièrement, chez un garçon de dix ans, atteint de coryza chronique et qui avait constamment les pieds « glacés », nous avons vu une simple affusion sur les pieds pratiquée le matin, à domicile, par les soins de la mère avec de l'eau à 8 degrés, suffire à amener une vive sensation de chaleur locale qui persistait, malgré l'immobilité du sujet à l'école, jusque vers les quatre heures de l'après-midi.

Nous ne saurions trop appeler l'attention des hygiénistes sur cette puissance d'action de la douche froide sur les pieds, dont nous voudrions voir généraliser l'emploi dans les lycées, couvents, pensionnats, et même dans les casernes. Aucune mesure ne serait plus utile, puisqu'à la double propriété d'échauffer les pieds froids et de dégager la tête, cette douche unit les vertus toniques de l'hydrothérapie. Aucune mesure ne serait plus facilement applicable, ni à moins de frais, puisque l'opération exige à peine quelques minutes, et peut être pratiquée par la première personne venue ; puisque enfin l'instrumentation nécessaire, toujours très simple, peut, au besoin, se réduire à un robinet d'eau froide, sous lequel les patients iraient exposer les pieds.

8° Son action sur l'appareil utéro-ovarien.

La douche froide sur les pieds, qui se montre si puissante pour activer la circulation des membres inférieurs, n'a pas la propriété de fluxionner la matrice. Elle est sans valeur comme emménagogue, et l'on ne pourrait compter sur son action pour rétablir la vascularisation de l'organe aux périodes avancées de la métrite.

C'est qu'au contraire du pédiluve chaud, qui a pour effet constant de congestionner le bassin, la douche froide sur les pieds exerce sur le système utéro-ovarien une action tonique spéciale, de nature vaso-constrictive qui s'oppose à toute hypérémie. Loin de congestionner la matrice, cette douche est un très bon moyen de combattre la congestion hémorrhagique et de réprimer les pertes sanguines. Nous l'avons vue plusieurs fois venir à bout de métrorrhagies anciennes qui avaient résisté à tous les traitements possibles.

N'ayant pas l'intention d'exposer ici les services que cet agent peut rendre dans certaines maladies des femmes, nous nous bornerons à constater le fait, et à en tirer cette conséquence, que la coïncidence d'une affection pelvienne, même de nature congestive, n'est pas une contre-indication de la douche froide sur les pieds.

4° Son action révulsive.

La douche froide sur les pieds est un bon révulsif quand il s'agit de dégager la tête ou la poitrine. Elle combat très sûrement la congestion cérébrale. Nous noterons qu'elle constitue, à Saint-Sauveur du moins, l'agent le plus efficace du traitement thermal de cette singulière affection, qui, préludant pendant plusieurs années à la ménopause, se caractérise par la thermesthésie du visage avec ou sans acné rosacée, par un état de *molimen* permanent et des bouffées de chaleur à la tête, enfin par de l'anémie locale avec refroidissement des extrémités inférieures.

Sans discuter ici les circonstances qui doivent faire préférer la douche froide sur les pieds à la douche intestinale et au pédiluve chaud, nous insisterons sur l'application que nous avons faite de cette douche au traitement thermal des maladies des voies respiratoires. On sait que ce traitement comporte très généralement l'usage de pédiluves ou de demi-bains très chauds, répétés chaque jour une ou deux fois, dans le double but, tant de dégager les parties malades, que de prévenir ou de modérer les mouve-

ments fluxionnaires auxquels ces parties sont expo-
sées du fait même de la cure. Cette pratique est
d'une merveilleuse efficacité ; mais chez les femmes
elle n'est pas sans présenter de sérieux inconvénients.

Il ne se passe pas d'année que nous ne rencon-
trions à Saint-Sauveur des affections chroniques de
matrice dont les premières manifestations ont paru
à la suite d'un séjour à Cauterets ou au Mont-Dore,
et dans de telles conditions qu'il est impossible de
ne pas rapporter au traitement lui-même le développement des accidents.

Je sais bien que les habiles confrères qui exercent
dans ces stations se gardent de donner des bains
locaux aux femmes qui souffrent du bas-ventre ;
mais il leur est très difficile de se renseigner sûrement à cet égard. Les dames qui consultent pour
une affection de poitrine n'aiment pas qu'on fouille
dans leur vie génitale ; il serait imprudent de se fier
à leurs réponses ; et celles-ci, pour être sincères, ne
donneraient encore qu'une sécurité relative. Il ne
faut pas oublier, en effet, que les affections utérines
sont le plus souvent latentes, qu'elles peuvent durer
des mois, des années, sans trahir leur présence par
aucun malaise local, par aucune perturbation de la
santé générale. A défaut d'un examen direct, qu'on
n'est pourtant pas en droit de réclamer ici, on ne
sait à quoi s'en tenir. Et d'ailleurs, l'intégrité absolue
des organes pelviens ne met pas à l'abri de tout
accident. L'usage répété de pédiluves et demi-bains
très chauds est certainement capable de créer de
toutes pièces, chez les sujets prédisposés, la congestion utérine, la dysmétrie, des troubles sérieux de la
menstruation.

La pratique si fort en honneur au Mont-Dore et à Cauterets ne répond donc pas toujours au *primum non nocere*.

Cependant c'est surtout chez les femmes qu'il importe d'être sur ses gardes et de prévenir des raptus congestifs, rendus plus graves par l'exagération inévitable du *molimen* menstruel.

Nous pouvons affirmer qu'à cet effet la douche froide sur les pieds remplace avantageusement les pédiluves et les demi-bains hyperthermaux, et qu'elle satisfait à toutes les indications, sans faire courir le moindre risque aux organes génitaux.

Depuis deux ans que nous l'appliquons comme révulsif dans la cure thermale des maladies de poitrine, nous avons pu, sans inconvénient, soumettre la plupart de nos malades à l'usage journalier du bain tempéré. Les conditions, cependant, n'étaient pas toujours favorables au traitement sulfuré, car il s'agissait parfois de phtisies éréthiques ou à tendances hémoptoïques, que les médecins n'avaient dirigées sur Saint-Sauveur qu'en raison de l'impossibilité évidente de les envoyer aux eaux plus spécialement appropriées, mais aussi plus énergiques, de Bonnes ou de Cauterets.

Notre expérience est nécessairement fort restreinte, puisque la station de Saint-Sauveur ne reçoit qu'accidentellement des maladies des voies respiratoires. Cependant nous croyons avoir bien constaté que la douche froide sur les pieds est ici plus puissante et plus sûre en son action que le pédiluve ; plus puissante, parce qu'elle modifie plus vite la toux et l'irritabilité de la muqueuse aérienne ;

plus sûre, parce qu'elle maintient mieux la chaleur des extrémités, et, n'expose pas, comme le bain de pieds au refroidissement de ces parties et aux accidents qui en résultent.

En résumé, nous croyons que la douche froide sur les pieds est le révulsif de choix pendant le traitement thermal des maladies des voies respiratoires chez les femmes réglées, et qu'il convient d'y recourir toutes les fois qu'on ne recherche pas une action emménagogue.

Nous soumettons avec confiance cette proposition au jugement de nos confrères de Bonnes, de Cauterets et du Mont-Dore, laissant à leur expérience le soin de décider si, en dehors des indications particulières, la douche sur les pieds ne mérite pas de remplacer généralement le pédiluve et le demi-bain chez tous les sujets indistinctement.

5° Son action dans les maladies nerveuses.

La douche froide sur les pieds est, avec la douche intestinale (1), l'agent hydriatrique le plus largement utile dans les maladies nerveuses. Nous l'avons employée couramment à Saint-Sauveur comme agent accessoire du traitement thermal sulfuré, dans les états névropathiques généraux, hystérie, hypochondrie, nervosisme, dans les divers syndrômes désignés sous les noms de vapeurs, état spasmodique, éréthisme, irritabilité, et il nous a semblé qu'elle y

---

(1) Voyez notre Contribution à l'étude de la *douche ascendante (intestinale). Son action hyposthénisante, accidents graves et même mortels qu'elle occasionne quelquefois ; sa valeur thérapeutique dans les maladies nerveuses, Annales de la Société d'hydrologie médicale de Paris*, Année 1879-1880.

exerce une action curative directe, immédiate, plus appréciable que les autres applications thermales.

Elle réussit très bien à dissiper d'ordinaire instantanément les mille misères et accidents plus ou moins passagers, qui importunent les névropathes, mais elle est aussi remarquablement efficace contre les manifestations fixées et permanentes, surtout lorsqu'elles siègent à la tête.

Ces bons effets s'observent dans les formes les plus diverses, hyperesthésique, paresthésique, névralgique, spasmodique, congestive, ischémique.

C'est qu'ici la douche remplit bien des indications. Elle agit certainement à titre de révulsif, de tonique général et de perturbateur hydrothérapique. C'est encore un puissant sédatif; on sait, en effet, que la douche sur les membres est sédative du système nerveux, par opposition aux douches sur le tronc et principalement sur les régions rachidienne et périrachidienne, lesquelles sont au plus haut degré stimulantes. Mais, sans doute, elle intervient dans ces maladies en raison de l'action spéciale qu'elle exerce sur les centres nerveux encéphaliques, action qui fait de la douche sur les pieds un véritable agent cérébral.

Quoi qu'il en soit, elle agit ici d'une autre façon que la douche appliquée à toute la surface du corps; elle agit mieux et certainement plus vite que cette dernière contre les accidents d'origine centrale et les manifestations siégeant à la tête.

Après cette affirmation générale, il conviendrait d'aborder l'étude particulière des résultats obtenus dans les diverses affections nerveuses. Nous aurions bien des observations intéressantes à soumettre à la

Société ; mais un semblable exposé nous entraînerait trop au delà des limites imposées à une lecture, et nous terminerons ce travail, en signalant l'efficacité particulière de cette douche dans la céphalalgie habituelle, la migraine et l'insomnie.

— La douche froide sur les pieds mérite de devenir le remède banal des céphalalgies, au moins dans les établissements thermaux. Elle y est utile dans toutes les variétés, et agit presque toujours merveilleusement. Elle dissipe instantanément la pesanteur, le mal de tête accidentels, mais aussi des céphalalgies nerveuses pures, des hyperesthésies du cuir chevelu et des muscles épicraniens, qui durent depuis des semaines. Elle vient très vite à bout du *clavus* hystérique accompagné de tuméfaction du péricrâne, des céphalées proprement dites et des divers troubles de la sensibilité crânienne (paresthésies) observées chez les névropathes. C'est avec la douche intestinale, la seule pratique hydriatrique qui modifie directement la céphalalgie occipitale. Elle offre enfin une précieuse ressource pour le difficile traitement des névropathies locales, véritables céphalalgies partielles, compliquant les affections chroniques de l'œil et de l'oreille. C'est ainsi qu'en la saison dernière, chez une dame de quarante ans, atteinte d'obstruction des trompes, nous avons vu céder à son emploi une série de malaises très pénibles, pesanteurs, chaleurs, sensations particulières dans la région des mastoïdes, qui duraient depuis quatre ans, importunant la malade au plus haut point et l'ayant fait considérer comme hypochondriaque.

De même en 1883, chez une malade de Bayonne,

atteinte du catarrhe sec de l'oreille moyenne, et à peu près sourde, nous avons réussi, après l'échec absolu de tous les traitements antérieurs et du traitement thermal, à soulager très sensiblement de semblables malaises et un bourdonnement continu qui entraînaient l'insomnie.

— La douche froide sur les pieds parait être un bon traitement de la migraine et des céphalalgies migraineuses, du moins l'avons-nous vue faire cesser immédiatement la crise, ou la diminuer considérablement dans tous les cas où nous avons eu occasion de l'employer. Cet effet utile a été obtenu à toutes les phases de l'accès. Nous n'avons, il est vrai, rencontré que des cas relativement légers, bien que complets dans leurs symptômes, et nettement caractérisés. Cependant, si brutale que soit ici la médication, nous n'hésiterions pas à la prescrire au début d'une migraine intense, à la condition toutefois que le sujet eût les pieds chauds habituellement, et au moment même de l'application.

— La douche froide sur les pieds est enfin un remède très sûr contre l'insomnie. Elle procure le sommeil alors que les antispasmodiques, les calmants et les hypnotiques n'agissent plus. Nous avons eu de fréquentes occasions d'utiliser cette propriété à Saint-Sauveur, tant chez des sujets atteints d'insomnie habituelle que chez des malades privés accidentellement de sommeil par le fait même de l'excitation thermale. Nous pouvons dire que, dans tous ces cas, la douche s'est montrée d'une surprenante efficacité. Chez les premiers elle est parvenue toujours et très vite à rétablir le sommeil et à faire perdre l'habitude du chloral ; chez les secondes, elle a très généralement supprimé l'accident le plus pénible de la cure....

Nous terminerons ici cette trop longue étude, heureux si nous avons réussi à montrer que la douche froide sur les pieds mérite de prendre place parmi les procédés usuels de la balnéo-thérapie, et même d'être utilisée par la pratique ordinaire, hors des stations thermales et des établissements spéciaux.

8764. — Imprimerie F. Levé, rue Cassette, 17.